PREPARATION ORAL

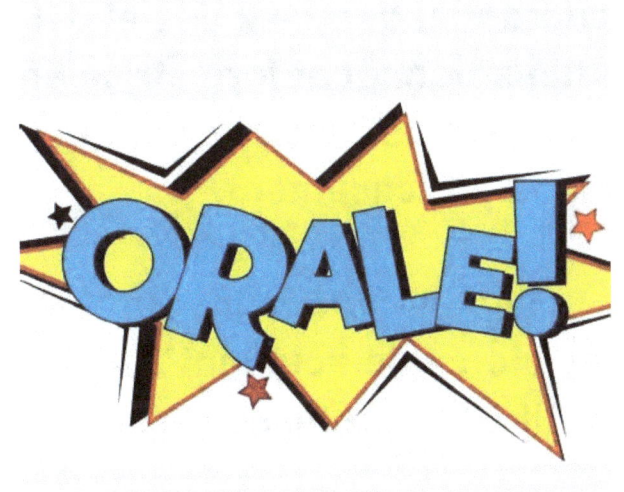

REVISION AIDE SOIGNANT 2.0

Coucou les collègues, moi c'est Eloise, passionnée du monde soignant depuis toujours. J'ai accompagné les élèves aide-soignants du nouveau référentiel depuis 2 ans et demi. Aide soignant et formatrice en ifas, Je suis bien placé pour t'aider efficacement.

Rejoins-nous sur youtube : revision aide soignant 2.0.
tik tok : professeur eloise

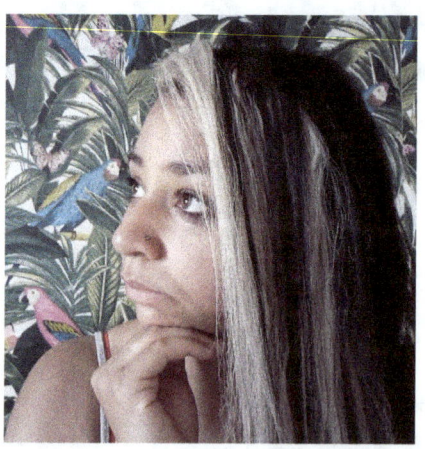

sommaire

ETAPE 1:

Renseignez vous sur l'ifas (
déroulement de la formation ; taux de
réussite ….).

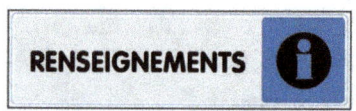

<u>Prends Note:</u>

. . . .

. . . .

. . . .

. . . .

. . . .

. . . .

. . . .

. . . .

. . . .

. . . .

REVISION AIDE SOIGNANT 2.0

Préparez-vous au questions classiques

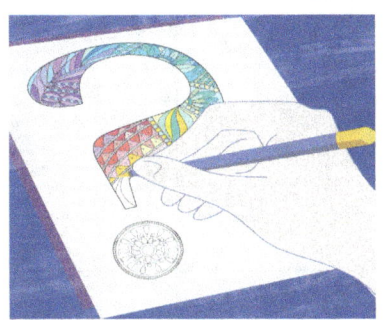

Quels sont les 27 actes soignants?	....
Combien de modules existe t-il?	....

Combien de stages existe-t-il durant la formation?	....
Pourquoi avez-vous choisi d'intégrer maintenant la formation?	....
Avez-vous un moyen de garde pour vos enfants durant la formation?	....
Êtes vous renseigné pour le financement de la formation?	....

Avez-vous déjà été confronté à un décès?	....
Avez-vous de l'expérience dans le métier?	....
Que pouvez-vous apporter au sein de la formation?	....
Quels éléments ont déclenché votre reconversion ?	....
Quelles sont les missions d'un aide-soignant ?	....
Quelles sont les compétences requises pour être aide-soignant ?	....

Qu'est-ce qui vous plaît dans ce métier ?	....
Quel est le rôle de l'aide-soignant et dans quel secteur peut-il travailler ?	....
Comment la formation est-elle validée ?	....
Comment pensez-vous concilier vie privée et vie professionnelle ?	....
Puisque vous dites vouloir aider et soigner, pourquoi ne pas avoir choisi le métier d'infirmier ?	....

Travailler avec des enfants handicapés vous fait-il peur ?	....
Quelles sont les valeurs que vous défendez ?	....
Citez 3 de vos principales qualités en lien avec le métier d'aide-soignant	....
Êtes-vous fait pour travailler en équipe ?	....
Qu'est-ce qui vous a intéressé dernièrement dans l'actualité ?	....
Quelles sont vos passions ?	....

Entraînement sur votre présentation et
motivation : verbale , non verbale.

Entraînement face à un miroir
devant vos amis , votre famille….

POSTURE PROFESSIONNELLE

REVISION AIDE SOIGNANT 2.0

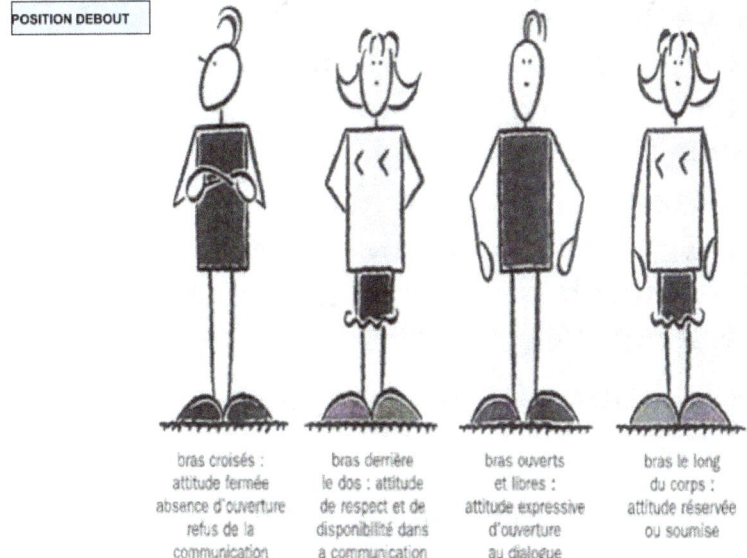

POSITION DEBOUT

bras croisés : attitude fermée absence d'ouverture refus de la communication

bras derrière le dos : attitude de respect et de disponibilité dans a communication

bras ouverts et libres : attitude expressive d'ouverture au dialogue

bras le long du corps : attitude réservée ou soumise

En tant qu'humain, nous avons plusieurs moyens de communiquer avec nos collègues et amis :

- **La communication verbale ;**
- **La communication paraverbale ;**
- **La communication non verbale.**

LE LANGAGE CORPOREL

Le langage corporel assemble tous les mouvements et postures adoptés par notre corps lors d'un échange . Il est important d'observer ces signes inconscients, car ils peuvent trahir notre état émotionnel et influencer la perception qu'a le jury de notre personnalité.

Le langage corporel est un langage non verbal.

Dites-vous que lorsqu'une personne va être intéressée ou curieuse son regard va être ouvert. Elle engage un regard paisible en clignant régulièrement les paupières par contre une personne ayant un regard fixe, statique annonce qu'une personne est perdue dans ses pensées.

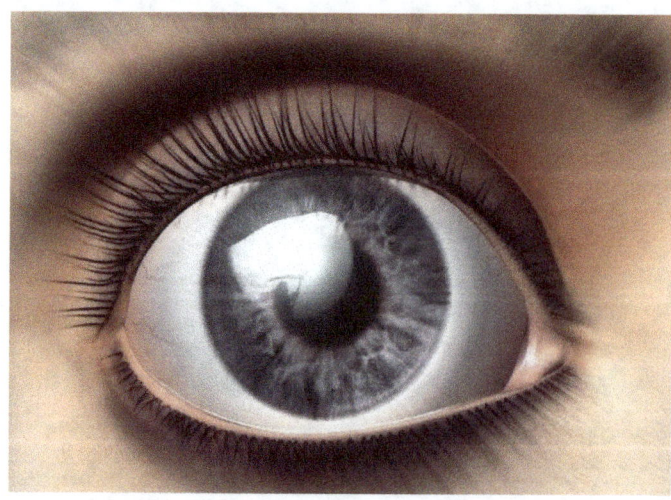

11

Pour limiter les "mauvais messages" qui pourraient être transmis, veillez à vous mettre dans un état d'esprit dynamique comme la curiosité. Vous donnerez l'impression d'être une personne motivée et force de proposition.

ATTENTION

Un regard fuyant peut vouloir dire que vous êtes en train de mentir . Les membres du jury peuvent émettre des doutes sur la fiabilité de vos informations.

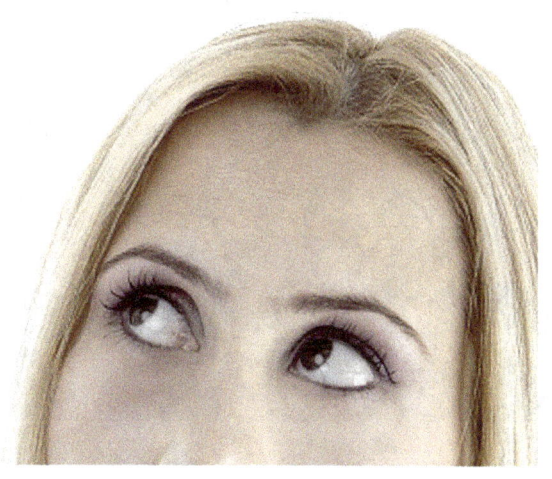

Évitez de vous toucher le nez cela peut indiquer que vous êtes contrarié.

Laissez votre nez tranquille les collègues!

Attention ne pas donner des signes de nervosité:

- ☐ jambes qui gigote
- ☐ tripoter les doigts
- ☐ toucher les cheveux
- ☐ mordiller les lèvres

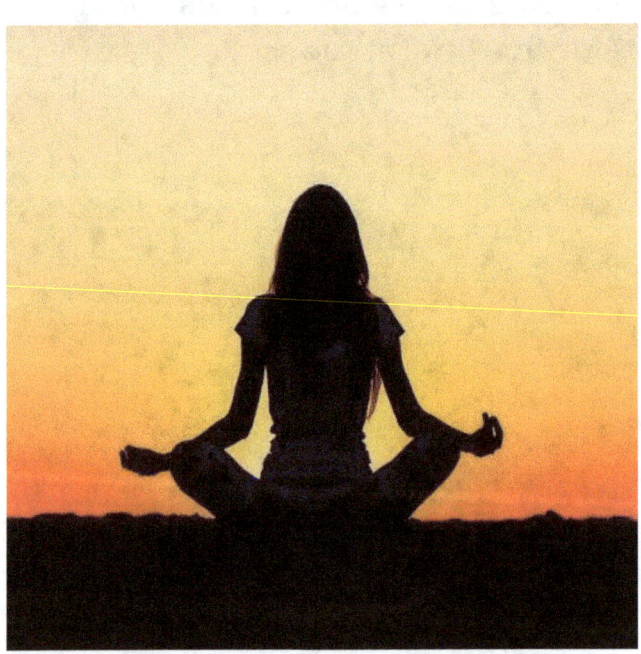

La posture

Adopter une posture droite et détendue permet de dégager une image de confiance en soi et d'aisance face à la situation. Évitez les positions trop rigides ou fermées, qui pourraient donner l'impression que vous êtes mal à l'aise.

Préférez avoir votre buste légèrement penché en avant afin de démontrer votre envie de participer activement à l'échange.

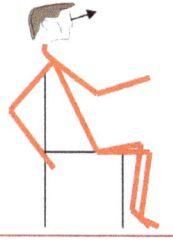

Penché en arrière, bras droit pendant, regard en l'air
Mauvaise posture
Trop « décontracté »

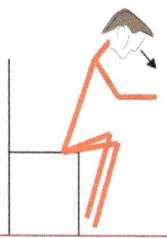

Assis sur le bout de la chaise, tête baissée vers la table.
Mauvaise posture
Mal à l'aise vous êtes prêt à quitter l'entretien

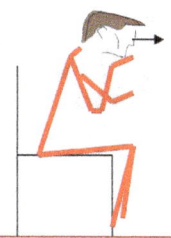

Accoudé sur la table, la tête reposant sur la main
Mauvaise posture
« Mais qu'est-ce que je fais là ? »

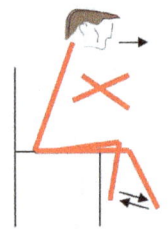

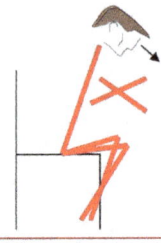

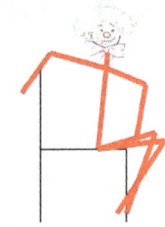

Assis, bras croisés,
remuant les pieds
Mauvaise posture
Attitude défensive, « vous
vous débattez pour
survivre »

Assis sur le bout de la,
chaise, tête baissée,
bras croisés, jambes
croisées
Mauvaise posture
Vous n'êtes pas réceptif

Assis sur une fesse,
légèrement de côté,
le coude droit sur le dos de
la chaise,
jambes croisées
Mauvaise posture,
Une posture de rigolo ;-)

BONNE POSTURE

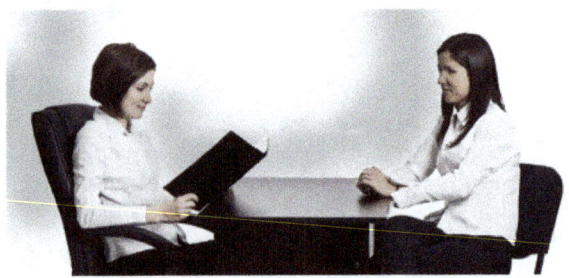

Le regard

Le regard est un élément clé dans la communication non verbale. Un regard franc et attentif témoigne de votre intérêt pour le poste et l'échange avec le recruteur. Veillez toutefois à ne pas fixer intensément votre interlocuteur, au risque de le mettre mal à l'aise.

Voici une astuce que j'apprécie utiliser lors d'un entretien de recrutement : utiliser le regard pour appuyer vos propos.

Lorsque vous regardez votre recruteur de manière indifférenciée, votre regard n'a pas beaucoup d'utilité.

À l'inverse, je m'arrange pour que nos regards se croisent dès que je veux transmettre un message important telle qu'une compétence que je possède ou des avancées que je pourrais provoquer dans le poste vacant.

L'expression faciale

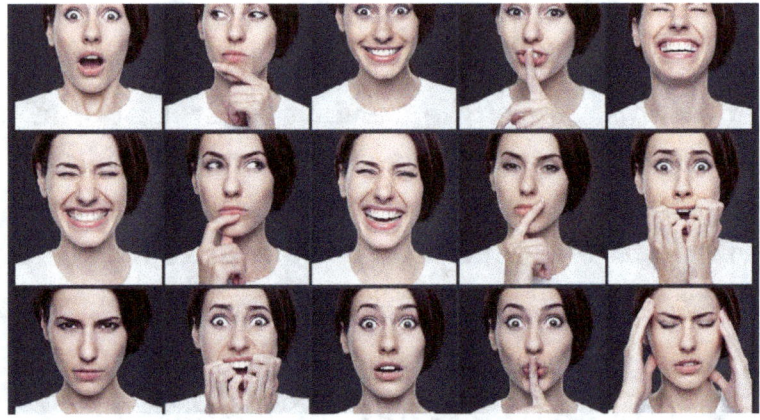

L'expression faciale va refléter nos émotions et peut trahir notre état d'esprit. Un visage détendu et souriant renvoie une image positive, tandis qu'une expression crispée ou renfrognée peut laisser penser que vous êtes stressé ou peu enclin à collaborer.

Les bras croisés

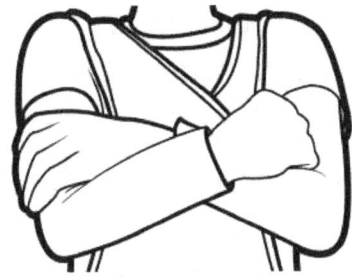

Croiser les bras peut être perçu comme un signe de fermeture et de résistance. Évitez cette posture pour montrer votre ouverture et votre disponibilité à l'échange.

Il en sera de même pour vos jambes. Les croiser, dans certains cas, renverra le message subtil d'un manque de confiance.

Préférez adopter une position d'ouverture.

Le regard fuyant

Un regard fuyant indique souvent un manque de confiance en soi ou un malaise.

Maintenez un contact visuel régulier avec votre interlocuteur pour démontrer votre assurance.

Si vous êtes de nature timide, au lieu de fixer le regard de votre recruteur, vous pouvez regarder de temps à autre l'espace entre les yeux. Pour les plus timides d'entre vous, cette petite astuce réduit un peu la tension ressentie lors de l'entretien.

Les mouvements nerveux

Les mouvements nerveux, tels que se triturer les cheveux, tapoter du pied ou jouer avec un stylo, peuvent trahir votre stress et nuire à l'image que vous souhaitez projeter.

Avoir le contrôle de son corps donne l'impression que vous avez le contrôle de votre esprit et de vos pensées.

Vous êtes aux commandes et vous êtes une personne compétente et confiante.

Essayez d'en prendre conscience et de limiter les gestions parasites autant que possible.

La poignée de main

Une poignée de main ferme et assurée est un excellent moyen de commencer l'entretien sur une note positive. Elle témoigne de votre assurance et de votre sympathie.

On évite les poignées de main molles et sans assurance.

On évite également les mains humides.

On évite les mains moites.

Si vous êtes sujet à transpirer des mains ou à avoir les mains froides, voici une astuce : mettez votre main dans votre poche. Au moment de la retirer, vous pourrez l'essuyer légèrement sur votre pantalon. De même, le fait de la placer dans votre poche va naturellement la réchauffer.

Le sourire

Le sourire est contagieux et permet de créer rapidement une connexion avec votre interlocuteur.

N'hésitez pas à sourire naturellement lors de votre rencontre avec le recruteur et au moment du départ.

Vous renverrez l'image d'une personne aimable et dynamique.

Votre futur responsable aura envie de travailler avec une personne sympathique.

Les techniques de respiration

Une technique de respiration

☐ Allongez-vous sur le dos, sans coussin et étendez vos bras le long du corps. Détendez vos muscles, lâchez prise et gardez toujours votre attention centrée sur votre respiration.

☐ Mesurez votre inspiration et votre expiration.

☐ faite de la marche a grand air et concentrez vous sur votre respiratoire . Cela permet de canaliser vos émotions.

Pratiquer des techniques de respiration profondes avant et pendant l'entretien peut vous aider à gérer votre stress et à adopter une gestuelle plus détendue.

Adopter une respiration abdominale vous permettra de provoquer une détente immédiate.

Les exercices de visualisation

Les exercices de visualisation consistent à imaginer une situation afin de provoquer un meilleur état d'esprit.

La majorité des blogs vous conseillera de réfléchir à une situation positive et réussie pour renforcer votre confiance en vous.

Pour ma part, je trouve que l'exercice inverse fonctionne de mieux en mieux. C'est justement parce que l'enjeux est grand que nous stressons. Diminuer cet enjeu peut provoquer un gain de confiance appréciable.

Je vous invite à imaginer le scénario du pire pour votre entretien et d'apprendre à relativiser (ex: "il y en aura d'autres", "ce n'est pas une question de vie ou de mort",...). Le jour de l'entretien, vous prendrez beaucoup plus légèrement ce qui pourrait se passer mal.

L'authenticité et la

spontanéité

"Il est important de rester soi-même et d'exprimer ses émotions de manière naturelle lors d'un entretien d'embauche."

REVISION AIDE SOIGNANT 2.0

LES QUESTIONS PERTINENTE À POSER

RELÈVE AU MOIN 1 QUESTION PERTINENTE.

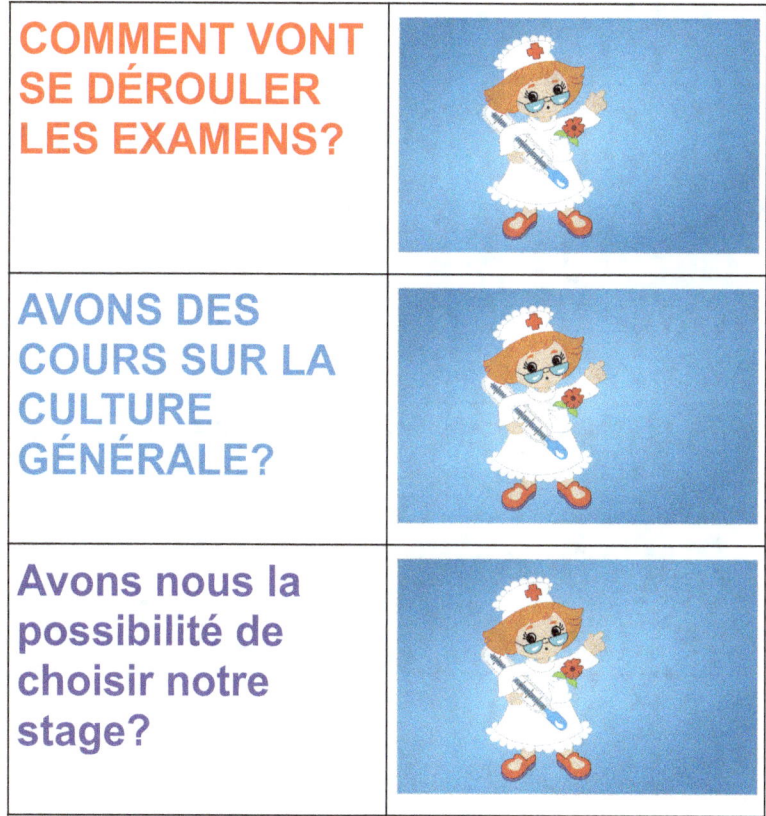

COMMENT VONT SE DÉROULER LES EXAMENS?	
AVONS DES COURS SUR LA CULTURE GÉNÉRALE?	
Avons nous la possibilité de choisir notre stage?	

LES STAGES SONT ELLES CHOISI EN FONCTION DE NOTRE SECTEUR GÉOGRAPHIQUE ?	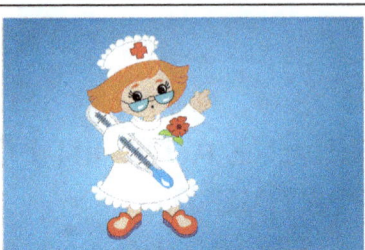
ESQUE JE PEUX ÉMETTRE UN CHOIX DE STAGE POUR MON DERNIER STAGE?	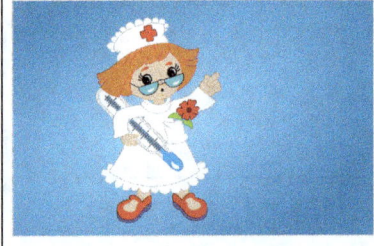
COMMENT JE SERAI SI J AI ETE PRISE POUR CETTE RENTRÉE?	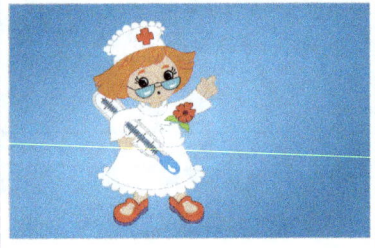

A Vous de noter vos questions	
A Vous de noter vos questions	
A Vous de noter vos questions	
A Vous de noter vos questions	

A Vous de noter vos questions	
A Vous de noter vos questions	
A Vous de noter vos questions	
A Vous de noter vos questions	

A Vous de noter vos questions	
A Vous de noter vos questions	
A Vous de noter vos questions	
A Vous de noter vos questions	

l'oral dur un peu près 15 voir 20 minutes;

dans laquelle vous devez vous présenter.

lors du montage de votre dossier vous avez effectué

une situation vécue .Attendez-vous à ce qu'il vous pose

des questions sur cette situation .

ATTENTION! N'inventez Pas d'histoire .

En étant membre du jury je peux vous dire qu'on a le

don de détecter les mensonges. On peut vous poser

des questions ciblées afin de vous mettre au défi.

Si le mensonge est découvert vous risquez d'être en

liste de refus.

Entraînez vous!

NOM	....
PRÉNOM	
ÂGE	

SITUATION ACTUELLE PROFESSIONNELLE	
SITUATION PASSé PROFESSIONNELLE	

VOS MOTIVATIONS	....
	....
	....
	....
	....
POURQUOI VOUS SOUHAITEZ INTÉGRÉES LA FORMATION AUJOURD HUI	....
	....
	....
	....
	....
	...
SITUATION FINANCIÈRE (ATTENDEZ QU'ON VOUS POSE LA	....
	....
	....

QUESTION)	
Enfant (attendez qu'on vous pose la question)	
FINANCEMENT DE LA FORMATION (ATTENDEZ QU'ON VOUS POSE LA QUESTION)	
moyen de garde des enfants(attendez qu'on vous pose la question)	

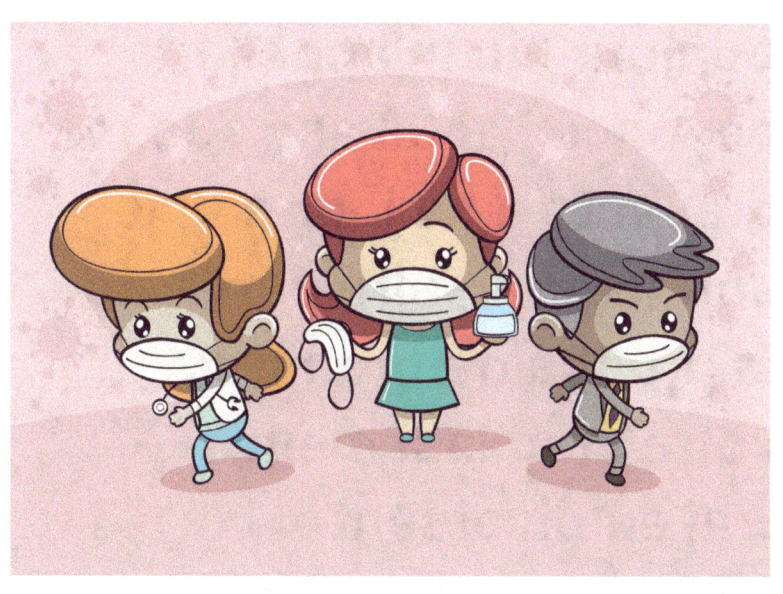

Exemple de présentation:

bonjour , je m'appelle beyoncé j'ai 30 ans . Je me présente à ce jour car, je souhaiterai faire partie de la prochaine promo de votre établissement. J'ai eu diversent expérience en milieu hospitalier en tant qu' agent de service hospitalier (ASH) Dans des structure EHPAD, hôpitaux…

A partir de ce moment, tu auras diverses questions qui te seront posées . Tes questions doivent être répondues sans hésitation . Ne fait pas de blanc ou même des onomatoper telle que :
euhhhhhhhhhhhhhhh!

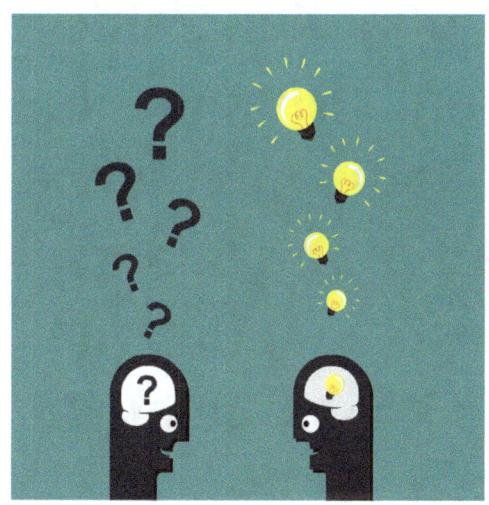

motivation

J'ai attendu de nombreuses années pour me présenter à vous. La première cause était que ma situation ne me permettait pas de faire une formation.

Durant mes expériences je me suis rapproché au plus près du métier d'aide soignant . Plus le temps passe, plus mon envie devient grandissante. Aujourd' hui plus que jamais j' ai cette envie de pouvoir évoluer , apprendre toutes les notions afin de devenir enfin aide soignante.

Le rapport avec l'homme est important . Le besoin d'aider , d'épauler, de transmettre et en moi.

Je suis une personnes avec des valeurs bien ancré telle que : l'empathie, la patience, la tolérance et j'en passe .

Je ne suis pas parfaite, comme tout le monde, j' ai

des défauts . Je suis comme certains disent très exigeante sur mon travail. C'est une qualité qui peut être prise pour certains, comme un défaut.

J'ai fait mes recherches sur votre établissement . La chose qui ma interpellé c'est avant tout votre taux de réussite . Ensuite c'est toutes les bonne choses que les stagiaires mon fait par.

De nombreuses fois il m'est arrivé de regarder votre site internet avec cette envie d'être face à vous.

Je veux devenir aide soignante et je vais l'être . Donnez- moi cette opportunité d'intégrer cette formation.

Je peux vous certifier que je ferais tout pour être à la

hauteur, afin de réaliser
mes rêves.
permettez moi de choisir
une valise à mon goût afin
que je puisse la remplir
tous les jours durant la
formation, de savoir. afin
que je puisse l'utiliser au
présent et que je continue à
l'alimenter au passé.

Après votre motivation de
nombreuses questions
vont être posées.

RÉÉCRIVEZ LA SITUATION TRANSMISE LORS DE L'INSCRIPTION:

....

....

....

....

....

....

....

....

....

....

....

Faite votre récit d'entraînement présentation

....
....
....
....
....
....
....
....
....
....
....
....
....

Faite votre motivation

....

....

....

....

....

....

....

....

....

....

....

....

....

Attention à la tenue vestimentaire .
pas de jogging, de basket...

RAPPEL

Le candidat constitue un dossier de demande d'admission comprenant une dizaine de pièces justificatives dont :

un curriculum vitae et une lettre de motivation,

un dossier manuscrit montrant la motivation du candidat à suivre la formation (et relatant, soit d'une situation personnelle ou professionnelle vécue, soit du projet professionnel du candidat).

2. L'épreuve orale d'admission

Un entretien de motivation face à un jury permettra notamment d'apprécier :

les connaissances, les aptitudes du candidat,

sa motivation à suivre la formation,

sa capacité à structurer sa pensée...

Pour rappel :

Conditions d'accès aux épreuves de sélection

Être âgé de dix-sept ans minimum.

Aucune condition de diplôme n'est requise pour se présenter aux épreuves.

Le référentiel de compétences (Annexe II de l'Arrêté) définit 5 blocs de compétences et leurs critères d'évaluation.

- Bloc 1 - Accompagnement et soins de la personne dans les activités de sa vie quotidienne et de sa vie sociale
- Bloc 2 - Evaluation de l'état clinique et mise en œuvre de soins adaptés en collaboration
- Bloc 3 - Information et accompagnement des personnes et de leur entourage, des professionnels et des apprenants
- Bloc 4 - Entretien de l'environnement immédiat de la personne et des matériels liés aux activités en tenant compte du lieu et des situations d'intervention
- Bloc 5 - Travail en équipe pluri-professionnelle et traitement des informations liées aux activités de soins, à la qualité/gestion des risques

Référentiel de formation

Le Référentiel de formation définit la correspondance entre les 5 blocs de compétences et les 10 modules de formation et leurs modalités d'évaluation, l'organisation de la formation et le dispositif d'accompagnement des apprentis.

Formation théorique : 770 h (22 semaines)

En continu ou discontinu, sur une période maximale de 2 ans (sauf en VAE) et de 18 mois pour les apprentis.

Congés

Rentrée de septembre : 3 semaines

Rentrées entre janvier et mars : 4 semaines

Correspondance entre les blocs de compétences et les modules de formation

Bloc 1

- Module 1 (147 h) Accompagnement d'une personne dans les activités de sa vie quotidienne et de sa vie sociale (Module spécifique AS)

- Module 2 (21 h) Repérage et prévention des situations à risque (Module spécifique AS)

Bloc 2

- Module 3 (77 h) Evaluation de l'état clinique d'une personne (Module spécifique AS)
- Module 4 (182 h) Mise en œuvre des soins adaptés, évaluation et réajustement (Module spécifique AS)
- Module 5 (35 h) Accompagnement de la mobilité de la personne aidée

Bloc 3

- Module 6 (70 h) Relation et communication avec les personnes et leur entourage
- Module 7 (21 h) Accompagnement des personnes en formation et communication avec les pairs

Bloc 4

- Module 8 (35 h) Entretien des locaux et des matériels et prévention des risques associés

Bloc 5

- Module 9 (35 h) Traitement des informations
- Module 10 (70 h) Travail en équipe pluri professionnelle, qualité et gestion des risques

L'enseignement théorique peut être réalisé à distance en fonction des modules concernés, dans la limite de 70 % de la durée totale de la formation théorique, après avis de l'instance compétente.

Dispositif d'accompagnement des apprenants

- Accompagnement Pédagogique Individualisé (API) : 35 h (dans les trois premiers mois de la formation)
- Suivi pédagogique individualisé des apprenants : 7 h (réparties tout au long de la formation)

- Travaux personnels guidés (TPG) : 35 h (réparties au sein des différents modules)

Formation en milieu professionnel : 770 h (22 semaines de 35 h)

Quatre périodes de stages en milieu professionnel doivent être réalisées.

Trois stages de 5 semaines chacun visent à explorer les trois missions suivantes de l'aide-soignant :

- Accompagner la personne dans les activités de sa vie quotidienne et sociale dans le respect de son projet de vie
- Collaborer aux projets de soins personnalisés dans son champ de compétences
- Contribuer à la prévention des risques et au raisonnement clinique interprofessionnel dans différents contextes comme la prise en soins d'une personne dont l'état de santé altéré est en phase aigüe et la prise en soins d'une personne dont l'état de santé altéré est stabilisé.

Un stage de 7 semaines, réalisé en fin de formation, permet l'exploration ou la consolidation du projet professionnel et le renforcement des compétences de l'apprenant afin de valider l'ensemble des blocs de compétences. Il doit être réalisé en continu et ne peut être fractionné.

Ces périodes peuvent être effectuées dans différentes structures employeurs, publiques ou privées, du champ sanitaire, social ou médico-social, en établissement, en hospitalisation à domicile ou dans les services d'accompagnement et d'aide à la personne.

Le parcours de stage comporte au moins une période auprès de personnes en situation de handicap physique ou psychique, et une période auprès de personnes âgées.

Au cours de ces stages, l'élève réalise au moins une expérience de travail de nuit et une expérience de travail le week-end.

En apprentissage, ces périodes sont effectuées au sein ou en dehors de la structure employeur et sont complétées par un exercice en milieu professionnel, dont l'objet est également de développer les compétences afin de valider l'ensemble des blocs de compétences.

Un portfolio conforme (cf. modèle à l'annexe IV de l'Arrêté) permet d'assurer le suivi des périodes de formation en milieu professionnel effectuées par l'apprenant et d'évaluer l'acquisition progressive de ses compétences (prise en compte pour la validation de chaque bloc de compétences).

Équivalences de compétences et allègements de formation

Sous réserve d'être admis à suivre la formation, les élèves titulaires des titres ou diplômes suivants :

- diplôme d'Etat d'auxiliaire de puériculture
- diplôme d'assistant de régulation médicale
- diplôme d'Etat d'ambulancier
- baccalauréat professionnel Services aux personnes et aux territoires (SAPAT)

- baccalauréat professionnel Accompagnement, soins et services à la personne (ASSP)
- diplôme d'Etat d'accompagnant éducatif et social (ou diplôme d'Etat d'auxiliaire de vie sociale, certificat d'aptitude aux fonctions d'aide à domicile, mention complémentaire aide à domicile, diplôme d'Etat d'aide médico-psychologique, certificat d'aptitude aux fonctions d'aide médico-psychologique)
- titre professionnel d'assistant de vie aux familles
- titre professionnel d'agent de service médico-social

bénéficient de mesures d'équivalences ou d'allégement partiel ou complet de suivi ou de validation de certains blocs de compétences selon des modalités définies à l'annexe VII de l'Arrêté (*à paraître sur le site du ministère chargé de la santé*).

Concernant la réponse pour ton oral, tout va dépendre de l'établissement , il faut que tu te renseignes .

D'autre livre son disponible sur Amazon

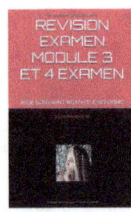 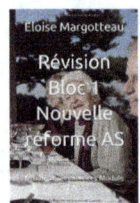

Merci pour ton achat collègue .
Je te souhaite de réussir.
La formation n'est pas simple mais je crois en toi!

voici mon email si besoin mariloul615@gmail.com
snap: professeur eloise
youtube 1 : réussite aide soignant 2.0
youtube 2 : professeur eloise

NE PRENAIT AUCUN EXCITANT (café, coca, thé..)

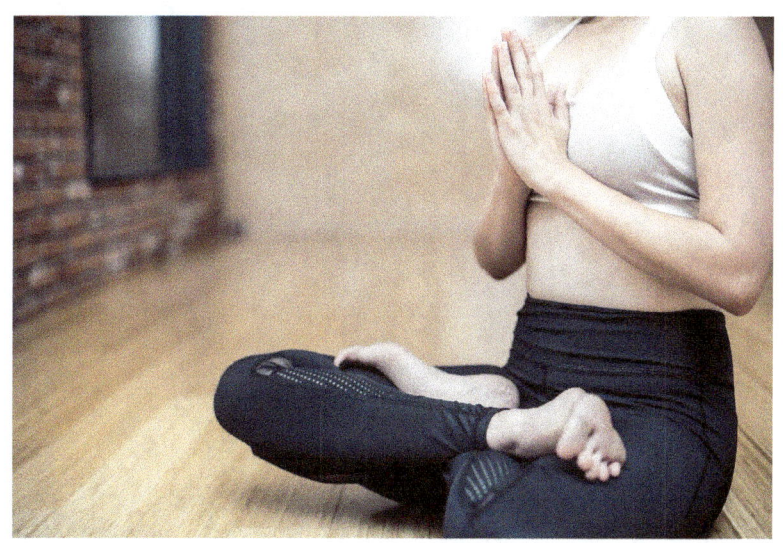

Pensez à dormir suffisamment avant l'orale

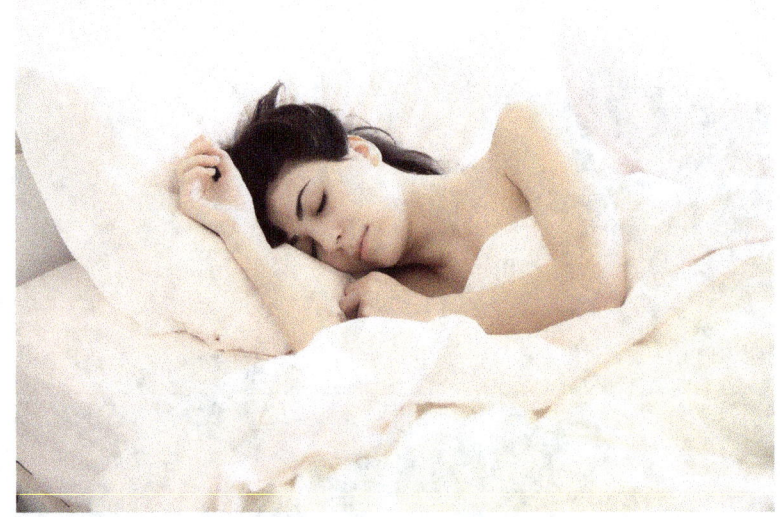

Soyez 15 minutes à l'avance

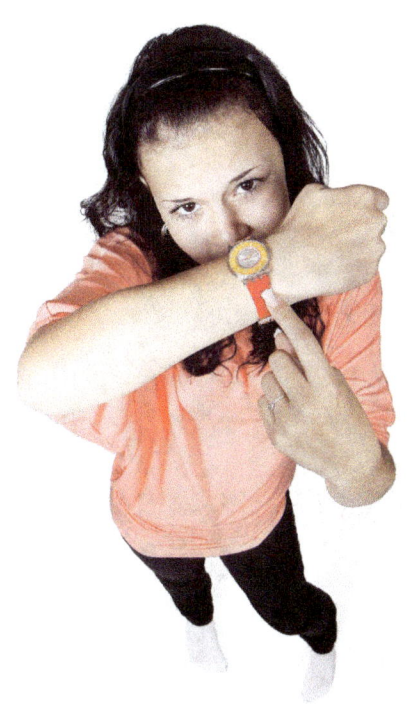

SOYEZ ATTENTIF AUX QUESTIONS POSÉES

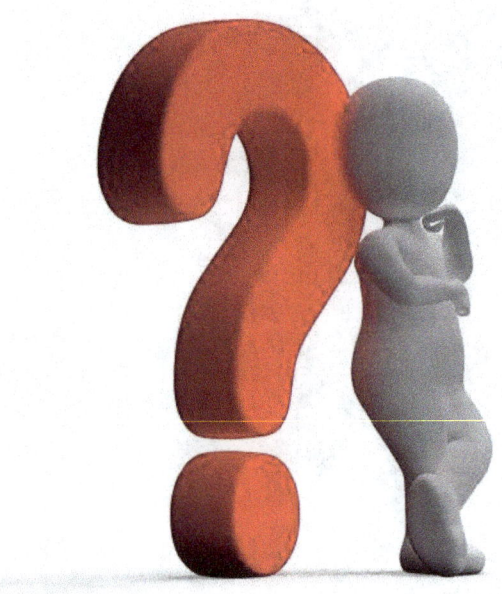

TROUVER UN MOYEN DE VOUS DÉTENDRE EX : LA MUSIQUE

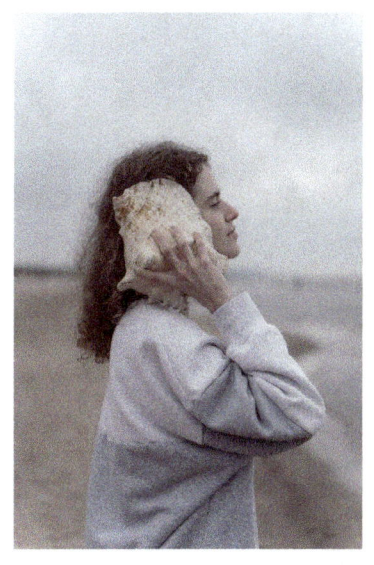

A BIENTôt COLLÈGUE

Margotteau Eloise

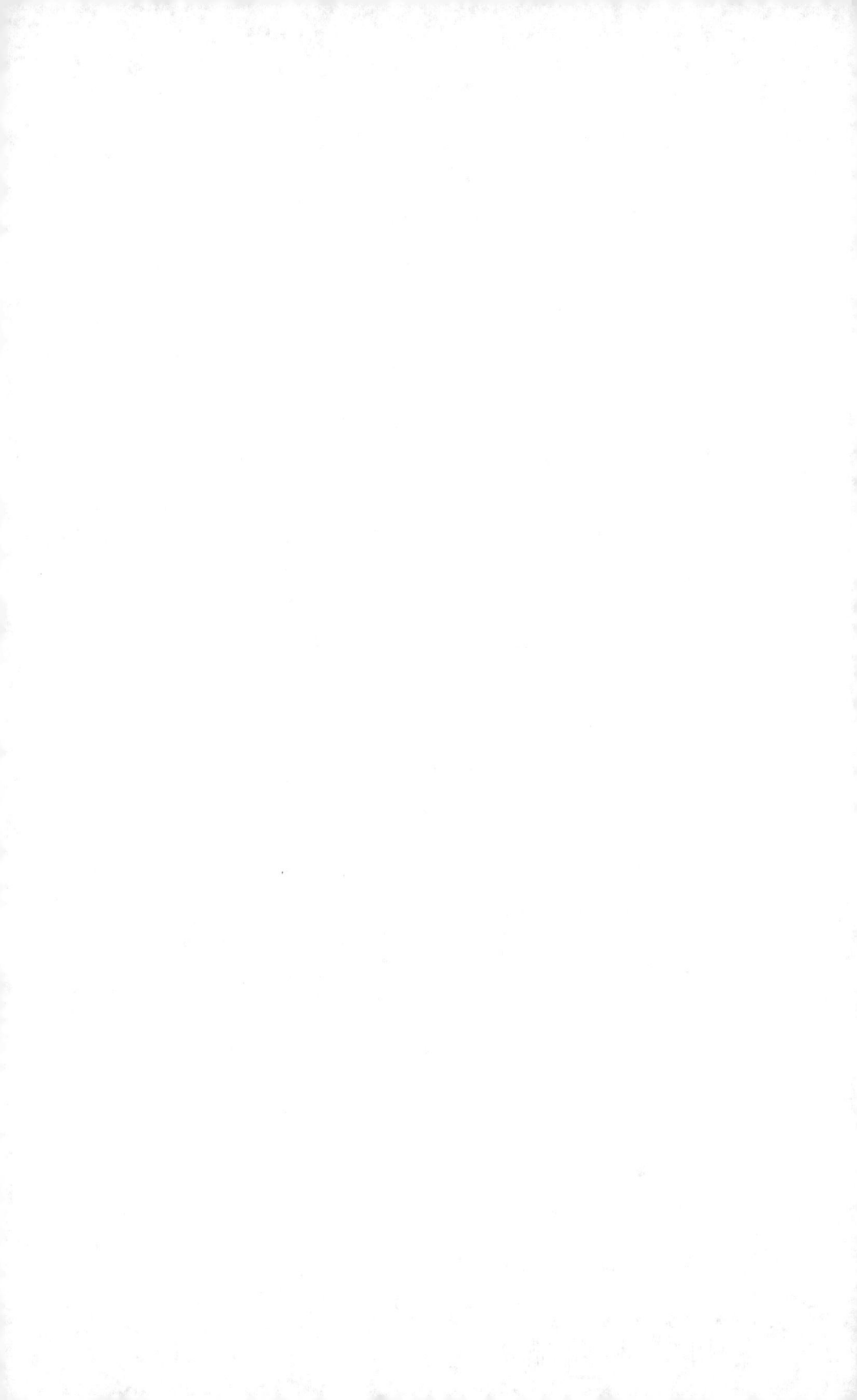